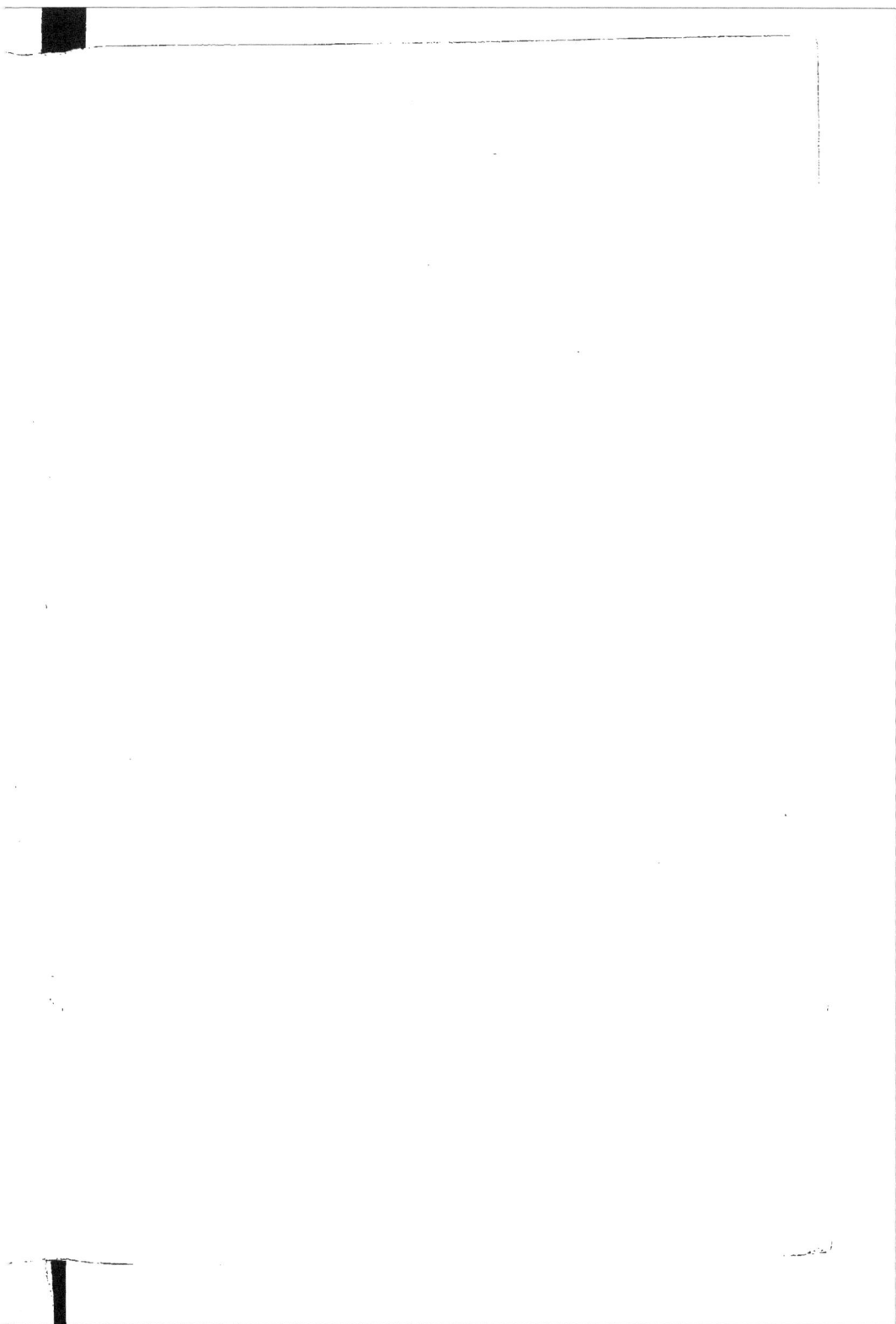

LABORATOIRE D'HISTOLOGIE ET D'EMBRYOLOGIE DE GENÈVE
Dir. : Prof. d'ÉTERNOD

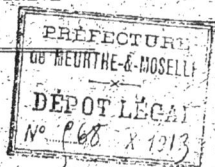

LES

VILLOSITÉS CHORIALES HUMAINES

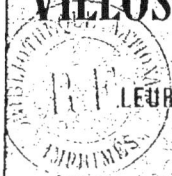

LEURS FORMES, LEURS MODES DE RAMIFICATION

PAR

Mlle Émilie LAZITCH (Croatie)

ANCIENNE ASSISTANTE AU LABORATOIRE D'HISTOLOGIE
ET D'EMBRYOLOGIE NORMALE

THÈSE

présentée à la Faculté de Médecine de Genève en vue d'obtenir
le grade de Docteur en Médecine

NANCY

IMPRIMERIE BERGER-LEVRAULT

18, RUE DES GLACIS, 18

1913

LABORATOIRE D'HISTOLOGIE ET D'EMBRYOLOGIE DE GENÈVE

Dir. : Prof. d'ÉTERNOD

LES
VILLOSITÉS CHORIALES HUMAINES

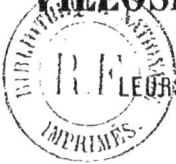

LEURS FORMES, LEURS MODES DE RAMIFICATION

PAR

Mlle Émilie LAZITCH (Croatie)

ANCIENNE ASSISTANTE AU LABORATOIRE D'HISTOLOGIE
ET D'EMBRYOLOGIE NORMALE

THÈSE

présentée à la Faculté de Médecine de Genève en vue d'obtenir
le grade de Docteur en Médecine

NANCY

IMPRIMERIE BERGER-LEVRAULT

18, RUE DES GLACIS, 18

1913

THÈSE N° 509

La Faculté de Médecine, sur le préavis favorable de M. le professeur Éternod, autorise l'impression de la présente thèse, sans prétendre par là émettre d'opinion sur les propositions qui y sont énoncées.

Genève, le 19 juillet 1913.

Le Doyen,
WEBER.

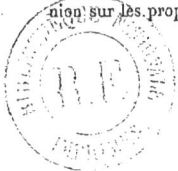

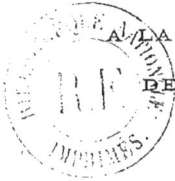

A LA MÉMOIRE VÉNÉRÉE

DE MON CHER PÈRE

A MON CHER AMI ET CAMARADE

Dʳ IVO BITCHANITCH

Je tiens à exprimer ma profonde reconnaissance à Monsieur le Professeur d'Éternod qui a bien voulu m'accorder le sujet de cette thèse.

Toute ma profonde gratitude à Monsieur le Docteur Bujard, premier assistant au laboratoire d'Histologie et d'Embryologie normale, Privat-Docent à l'Université de Genève, pour sa continuelle bienveillance et les précieux conseils qu'il m'a accordés.

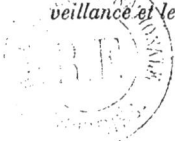

LES

VILLOSITÉS CHORIALES HUMAINES

LEURS FORMES, LEURS MODES DE RAMIFICATION

(Travail du Laboratoire d'Histologie normale et d'Embryologie de Genève)

Les auteurs qui ont étudié le chorion humain ne décrivent pas tous de la même manière le mode de ramification et la forme des villosités chorio-placentaires. Cela dépend, semble-t-il, du stade de développement qu'ils ont observé.

Il faut distinguer les villosités choriales et les villosités placentaires, ces dernières n'étant qu'un stade de développement plus avancé des premières; le mode de ramification et la forme des villosités diffèrent dans ces deux phases.

A côté de la question de forme et du mode de ramification des villosités placentaires, il se pose une autre question, plus importante encore. Existe-t-il des villosités libres ou flottantes?

La plupart des auteurs admettent, comme nous le verrons plus loin, deux sortes de villosités : les villosités agrafées au tissu décidual et les villosités libres, flottantes dans les lacunes sanguines maternelles.

En 1909, M. le professeur d'ÉTERNOD met en doute l'existence de ces dernières villosités; nous citons textuellement le passage qui pose la question) :

« Il ne nous a été guère possible de préciser si, finalement, il se produit, oui ou non, des villosités flottantes, telles qu'on les voit figurées dans la plupart des schémas du placenta, et telles que nous les avons mises nous-même, à tout hasard, dans notre planche lithographique.

« *A priori*, une semblable production ne paraît pas exclue, car il se pourrait que le chorion et les villosités émettent des bourgeons adventices secondaires. On voit, en effet, fréquemment dans les préparations des images qui semblent conformes à cette hypothèse. Elles se présentent sous forme de bourgeons épithéliaux, pleins et émanant de la couche syncytiale toute seule; ou bien, sous l'aspect de bourgeons

*

épithéliaux, sous lesquels le mésoderme fait déjà une élevure et semble en voie de prolifération; parfois même, on voit aussi que les deux couches épithéliales sont uniformément soulevées par le mésoderme. Ces diverses images sont assez fallacieuses, ainsi que nous avons pu nous en convaincre en faisant des reconstructions graphiques, car elles apparaissent très facilement dans toutes les coupes obliques des bifurcations villeuses; sans que pour cela on ait affaire nécessairement à des villosités flottantes.

« Il nous a manqué du temps pour faire des modèles par plaques superposées (*Plattenmodelle*); seuls, ceux-ci peuvent donner une réponse satisfaisante et à l'abri de toute critique. Il semblerait, au premier abord, que dans notre reconstruction graphique d'une villosité unique de *Notre Œuf* (nº 8, *Du Ga*) la question soit résolue, puisqu'on y voit très bien un certain nombre de ces bourgeons libres, greffés sur des digitations villeuses agrafées.

« Nous devons cependant faire des réserves : l'œuf nous est parvenu détaché de ces décidues à la suite d'une tentative criminelle d'avortement (car il s'agit là d'un cas médico-légal); rien ne nous garantit donc que nous ne soyons simplement en présence de villosités qui se sont brisées lors de l'avortement.

« D'un autre côté, rien ne s'oppose à ce que des bourgeons villeux, émis d'abord librement, et après qu'ils se sont suffisamment allongés, n'aillent secondairement s'attacher, au moyen de leur plasmodium, à la coque trophodermienne, ou même au plasmodium syncytial d'autres villosités voisines. »

Le but de notre modeste travail a été d'essayer de résoudre cette question, en reconstruisant, par la méthode de Born et aussi exactement que possible, un fragment du chorion frondosum futur d'un œuf humain de six semaines environ.

Dans un premier paragraphe, nous résumons les différentes conceptions du mode de ramification et de la forme des villosités chorio-placentaires humaines, d'après la littérature.

I

Nous groupons les descriptions des villosités de la littérature en trois phases principales :

Première période : **Trophoderme.**

Pendant la phase trophodermienne, les premiers bourgeons villeux apparaissent comme de petites élevures mésodermiennes, soulevant le plasmode ectodermien (œufs Peters, Léopold, Strahl-Beneke, Fetzer, etc.). Bientôt, ces bourgeons primaires s'allongent et se ramifient; la dichotomie paraît fréquente.

Dans l'œuf Jung, par exemple, les villosités choriales sont déjà des digitations plus ou moins longues; elles sont simples en général, mais on trouve, çà et là, une division dichotomique de leurs extrémités. Leur trajet n'est pas rectiligne, mais différemment tordu. Les villosités sont assez régulièrement disposées sur la membrane choriale et leur développement est à peu près le même; quelquefois cependant on trouve, à côté de larges et longues villosités divisées dichotomiquement, des proéminences très courtes qui dépassent à peine la surface de la membrane.

Debeyre a cherché, dans ses préparations d'un œuf très jeune (quinze jours environ) et dans des reconstructions graphiques, des images permettant de résoudre la question posée par M. d'Éternod : les villosités flottantes existent-elles? L'auteur pense que s'il existe des villosités flottantes ou libres d'attache à leur extrémité distale, leur nombre n'est pas très élevé; il s'agit le plus souvent, dans ces cas, de coupes obliques et, en les suivant en série, on voit les rameaux villeux s'attacher finalement à la coque trophodermienne ou s'anastomoser avec des villosités voisines qui se sont déjà rattachées au trophoderme périphérique. L'auteur a observé la présence de tout petits bourgeons libres sur les parois de digitations agrafées; le fait n'est pas douteux; mais il est d'accord avec l'opinion de M. d'Éternod que rien ne s'oppose à ce que des bourgeons villeux, émis d'abord librement, n'aillent secondairement s'attacher à la coque trophodermienne ou même au plasmodium syncytial d'autres villosités voisines.

Ajoutons que dans tous les œufs de cette époque, les villosités sont infléchies en voûte, par dessus les deux lacs sanguins polaires. Elles sont soudées les unes aux autres par la coque trophodermienne (d'Éternod, Grosser, etc.).

En résumé, dans cette première phase, la forme et le mode de ramification des villosités n'offrent rien de bien spécial; seule leur orientation est caractéristique. Leur forme est plus ou moins trapue et leur division se fait, en général, dichotomiquement.

Deuxième période : Chorion villeux diffus.

A cette période, les villosités sont plus nombreuses et plus ramifiées que dans les stades précédents.

Y a-t-il eu intercalation de nouvelles villosités entre les anciennes ou simplement développement des villosités voisines? M. D'ÉTERNOD, sans nier la possibilité d'intercalation de villosités nouvelles, estime que le second processus est le plus important : le modelage et la croissance de villosités apparues du côté ventral et développées dans le sens dorsal. Chaque tronc villeux s'arborise en pinceau, dont les extrémités distales sont soudées à la coque trophodermienne continue qui forme le pourtour externe de l'œuf.

Quant à la croissance et à la ramification des villosités choriales, elles ont été décrites, entre autres par KOLLMANN (1898), au cours de la quatrième semaine; cet auteur distingue deux cas :

a) La villosité s'allonge par un bourgeon épithélial plus ou moins long, plus ou moins mince, parfois creux, mais sans pénétration conjonctive; ce sont les villosités ectodermiennes ou villosités primaires de GROSSER, BROMAN, etc.

b) La croissance des villosités se fait par des bourgeons épais, presque cylindriques, formées d'une masse conjonctive recouverte d'épithélium; ce sont les villosités secondaires ou villosités choriales vraies (GROSSER et BROMAN).

Troisième période : **Chorion frondosum et placenta définitif.**

Pendant cette dernière phase, les villosités se localisent peu à peu du côté dorsal de l'œuf (chorion frondosum), tandis que le pôle ventral se dénude graduellement et se transforme en chorion læve.

Du côté dorsal (chorion frondosum, puis placenta), les villosités ont beaucoup augmenté de nombre et se sont extrêmement ramifiées.

Il faut nécessairement qu'il y ait eu quelque part une néoformation active de bourgeons villeux. La même question se pose que précédemment : y a-t-il intercalation de villosités nouvelles?

M. D'ÉTERNOD pense que l'augmentation de nombre n'est pas due à une véritable intercalation, mais bien à des additions successives et concentriques de rangées de villosités, qui élargissent le chorion frondosum à la périphérie.

Le résultat de cette croissance est une série d'arbres villeux, très ramifiés, très serrés, très touffus, dont la forme est très variable à chaque stade et se transforme aux divers âges. MINOT (1894) décrit ces formes diverses de la façon suivante :

a) Au cours de la douzième semaine, les troncs villeux sont des formations courtes et serrées très irrégulières; du tronc principal partent de nombreuses branches à un angle plus ou moins aigu; ces branches se ramifient à leur tour et finalement s'achèvent en branchioles terminales. Les rameaux et les branchioles terminales sont très irrégulières et très variables : en général, elles sont étranglées, à l'endroit où elles se divisent, et prennent la forme de massues. Les branches peuvent être plus grosses que le tronc, dont elles naissent, mais elles peuvent être plus petites aussi; les plus petites villosités, enfin, représentent de minces excroissances de la couche épithéliale.

b) Au cinquième mois, l'irrégularité de la forme est moins prononcée; les villosités tendent à la forme cylindrique; les formes curieuses, en cornichon et autres, sont rares. Les branches se ramifient, en général, à angle droit; les extrémités libres sont très nombreuses; un petit nombre seulement des rameaux touche la décidue.

c) A la fin de la grossesse, les rameaux des villosités choriales sont longs et minces; les villosités choriales sont moins serrées les unes contre les autres et les ramifications secondaires sont beaucoup moins nombreuses que dans les stades précédents; elles se caractérisent par des excroissances en forme de boutons, qui ressemblent à des rameaux qui se seraient arrêtés au commencement de leur développement. A la surface des villosités, on trouve des taches nombreuses, qui, à l'examen microscopique, se montrent comme des « îlots proliférants »; ils correspondent à des épaississements ectodermiques qui contiennent une grande quantité de noyaux. LANGHANS a insisté sur la grande variation de forme des villosités placentaires; il fait remarquer, très justement, que de nombreuses villosités dans les « môles hydatiformes » ne sont pas pathologiques, comme on le considère très souvent, mais que ce sont de jeunes villosités normales. La différence des villosités dans les divers stades est très accentuée sur les coupes; on voit que les contours des villosités sont irréguliers et que le nombre des petits rameaux est relativement petit.

GROSSER (1909), comme KEIBEL et MALL (1910), disent aussi que la dégradation des villosités n'est pas constante et régulière, c'est-à-dire qu'il n'y a pas toujours amincissement progressif des rameaux à mesure que la ramification augmente; mais que l'on observe des variations brusques de volume, même dans le placenta qui a atteint son développement complet.

En résumé, cette longue revue de la littérature décrivant les villosités choriales et placentaires démontre une concordance remarquable des auteurs tant qu'ils restent dans les généralités, mais les divergences éclatent dès que l'un d'eux essaie de préciser un détail quelconque :

a) La plupart des auteurs admettent un amincissement progressif des villosités à la suite de leur ramification répétée.

LANGHANS, MINOT insistent au contraire sur leur irrégularité de volume, qui fait que les branches peuvent être plus grosses que le tronc;

cette irrégularité est avant tout caractéristique des jeunes stades (douzième semaine environ).

b) Le mode de ramification est rarement précisé; seuls D'ÉTERNOD et JUNG parlent, et encore en termes généraux, de dichotomie. Pour les uns la ramification se fait à angle aigu, pour d'autres à angle droit, pour d'autres enfin les deux cas existent suivant les stades.

c) GROSSER souligne qu'il n'y aurait jamais d'anastomoses entre les villosités; MINOT admet la possibilité d'anastomoses vasculaires entre les dernières terminaisons de certaines ramifications villeuses, mais ne le démontre pas; DEBEYRE rencontre des anastomoses en suivant les villosités sur des coupes sériées.

d) Enfin, la plupart des auteurs admettent des villosités flottantes et des villosités crampons; D'ÉTERNOD et DEBEYRE pensent, au contraire, que ce sont là souvent de simples apparences et qu'en réalité l'étude des coupes sériées démontre toujours une fixation de l'extrémité distale des villosités. Cette fixation peut être primaire ou secondaire.

Telles sont les discussions qu'ouvre l'étude de la littérature placentaire.

II

L'œuf humain dont nous avons étudié le chorion est un œuf (œuf All.) de la collection du laboratoire d'embryologie de Genève, provenant d'un curettage à la suite de symptômes d'avortement. La femme avait eu ses dernières règles normales le 1er septembre 1911; le 1er octobre, un peu de sang, enfin le 1er novembre, hémorragie abondante. Le médecin appelé trouve l'œuf déjà décollé, dans le vagin, et fait un curettage. La femme estime avoir été fécondée vers le 15 septembre; l'âge de l'œuf peut être donc approximativement de un mois à six semaines. Les dimensions de l'œuf frais étaient :

	Millimètres
Grand diamètre	26,5
Petit diamètre	22,0
Épaisseur	14,5
Longueur approximative des villosités	3-4

L'œuf a été fixé au bichromate-formol, coloré en masse à l'hémalun et éosine, enrobé dans la paraffine et coupé en série. Épaisseur des coupes 10 μ.

L'embryon n'était malheureusement qu'une masse pathologique informe de petites cellules rondes. Le chorion paraît dans un parfait état de conservation histologique. Nous en avons reconstruit un fragment par la méthode des plaques en cires superposées avec un grossissement de 70 diamètres. La décidue et la coque trophodermienne ont été arrachées pendant l'avortement et n'existent donc pas dans la reconstruction.

Notre modèle représente un fragment du chorion ovulaire avec ses ramifications villeuses; quelques villosités seulement présentent leur tronc fixé sur le chorion; les autres sont des tronçons, formés de simples rameaux provenant d'arborisations dont le point d'attache au chorion se trouve en dehors des limites de notre modèle : nous n'avons nulle part obtenu un arbre villeux entier, c'est-à-dire depuis son tronc d'origine jusqu'à ses arborisations ultimes. Il aurait fallu pour cela un modèle infiniment plus étendu. La confection de celui-ci nous a occupée durant deux années.

Nous allons d'abord décrire les villosités dont l'insertion choriale est présente dans le modèle. Nous parlerons ensuite de celles dont le tronc se trouve en dehors de notre reconstruction.

A) **Villosités ayant leur tronc d'implantation sur le modèle.** — Les villosités implantées sur la plaque choriale, que nous avons reconstruites, sont au nombre de six. Entre elles, nous voyons, en outre, quelques bourgeons libres, qui sont, les uns gros et courts, les autres minces et longs. Leur structure est purement syncytiale ou celle d'une villosité complète. Ils sont peu nombreux.

Les pieds de fixation au chorion de ces différentes villosités sont variables de forme et de volume : c'est tantôt un rameau très mince, tantôt un tronc relativement gros; la *grosseur* des troncs d'origine n'est pas du tout en rapport avec l'épaisseur des rameaux qui en émanent, ni avec la richesse de la ramification qu'ils donnent, c'est-à-dire que de petits troncs peuvent fournir une riche arborisation de gros rameaux, et, inversement, qu'un gros tronc peut s'épanouir en quelques rameaux très grêles.

Il y a là toute une série de contrastes : deux des villosités implantées sur le chorion sont cependant plus ou moins régulières; l'une d'épaisseur moyenne (villosité n° 1) donne trois rameaux à peu près de même grosseur; l'autre (villosité n° 7) est un petit tronc terminé par une faible et petite ramification.

Les quatre autres arbres villeux sont très irréguliers de diamètre : deux (villosités nᵒˢ 4 et 20) (fig. 1) sont attachés par un petit tronc qui donne naissance assez rapidement à une série de grosses ramifications; un autre, le plus gros (villosité n° 22) (fig. 2), ne se divise pas pendant un très long trajet, puis se ramifie brusquement en cinq minces rameaux; le dernier, le plus mince et le plus long (villosité n° 17), s'élargit finalement en un gros tronc surmonté d'une riche arborisation de gros rameaux.

La *direction* des divers troncs et tronçons de villosités est toujours très oblique, presque parallèle à la surface choriale; çà et là seulement se détache un rameau, tantôt plus ou moins redressé, tantôt recourbé en arc.

Cette disposition est le fait de la convergence des villosités vers le pôle ovulaire, convergence décrite déjà par M. D'ÉTERNOD.

La *forme* des villosités est aussi irrégulière que leur volume. Elle est difficile à décrire, car elle passe du gros au mince, du large à l'étroit; du cylindrique à l'aplati, et souvent d'une manière brusque, de telle sorte que beaucoup de rameaux possèdent fréquemment toutes les formes; par exemple, telle villosité (n° 17) est, à son origine choriale, un rameau mince et cylindrique, qui s'élargit brusquement avec des bosses anguleuses, puis s'amincit à nouveau et ainsi de suite pour devenir finalement aplati. C'est une rareté de trouver un rameau, qui s'allonge en conservant une forme cylindroïde et qui varie progressivement d'épaisseur.

Nous pouvons cependant distinguer des rameaux de petit et de gros diamètre.

Les rameaux minces sont digités, tordus en spirale, recourbés en forme de cornichon, et couverts de petites bosses anguleuses; au niveau de leurs arborisations, ils sont ordinairement grêles et étranglés; quelquefois cependant ils s'épaississent à ce même niveau; quelquefois aussi ils ne montrent pas ces irrégularités.

Les gros rameaux n'ont pas la forme digitée, ou, du moins, celle-ci n'est jamais aussi accentuée que sur les fines ramifications. Ce sont souvent des villosités trapues, en forme de cornichon, couvertes de tubérosités. Ces mêmes rameaux varient brusquement d'épaisseur et présentent souvent des épaississements, puis des étranglements successifs : un de ces étranglements, par exemple, est très manifeste au niveau de la ramification de la villosité n° 4 (fig. 1).

En somme, les gros troncs sont beaucoup plus irréguliers que les rameaux grêles.

Les diverses ramifications nées d'un même tronc ne sont pas non plus toutes, en général, de même volume.

La variation des divers rameaux est aussi grande que celle des troncs primaires, comme eux, ils peuvent s'aplatir et se tordre sur eux-mêmes.

Les *tubérosités* qui hérissent les rameaux sont variables de nombre et de forme : quelquefois elles sont très nombreuses, très petites et anguleuses; d'autres fois ce sont des bourgeons plus ou moins épais, d'autres fois encore, elles sont très longues et prennent l'aspect de courts rameaux libres.

Il faut distinguer : des saillies contenant tous les tissus de la villosité, et des proéminences, seulement syncytiales. Les premières sont constituées par des bourgeons mésodermiens recouverts d'épithélium et de syncytium, comme la villosité elle-même. Les secondes, beaucoup plus basses, en général, sont purement syncytiales et leur élévation ne retentit pas sur la structure de la villosité.

Le mode de *ramification* des villosités choriales est des plus variables : c'est tantôt une dichotomie, tantôt une trichotomie, tantôt une division plus complexe encore, parfois même une sorte d'ombelle.

Nous décrivons successivement ces diverses variations :

1º *Villosité nº 1.* — Elle est soudée par le syncytium à deux autres arborisations voisines (villosités nᵒˢ 2 et 3) en un groupe qui en impose de prime abord pour un seul tronc. Le tronc de la villosité 1, d'une épaisseur moyenne, se ramifie après un trajet très court en une trichotomie; de ces trois rameaux, deux s'arborisent à leur tour, l'un dichotomiquement, l'autre donne naissance à un rameau latéral très grêle, rétrograde; le troisième ne se divise pas.

2º *Villosité nº 4* (fig. 1). — Le tronc de cette villosité, très mince à son origine, s'épaissit brusquement et se divise en trois rameaux inégaux. L'un, le plus grêle, se dichotomise; les deux autres, plus gros, ne se ramifient pas tout d'abord, mais s'unissent à nouveau. Le tronc commun, né de cette anostomose, est court; il se redivise en deux rameaux, qui se soudent une seconde fois, en formant une seconde anastomose. Tout près de la trichotomie primaire, il se détache un rameau très court, qui prend une direction inverse par rapport aux trois autres.

3º *Villosité nº 7.* — Elle donne tout d'abord trois rameaux latéraux, deux d'un côté, un de l'autre; puis, après un court trajet, elle se termine par une dichotomie, dont les deux bras divergent à 180º environ.

4º *Villosité nº 17.* — Le tronc, fixé au chorion par un pied très mince, est relativement long. Il s'épanouit en une riche arborisation, très bizarre d'allures : au niveau de la division, il se transforme en une masse énorme, d'où cinq rameaux divergent en divers sens. Les rameaux forment deux groupes : d'un côté, la division est trichotomique et les rameaux sont très minces; de l'autre côté, la division est dichotomique. mais les rameaux sont gros. Un de ceux-ci s'épaissit considérablement, donne latéralement un court rameau libre, puis s'étrangle et se continue par un nouveau tronc massif, très volumineux, qui s'arborise à son tour. Cette continuité est difficile à interpréter : ne s'agit-il pas, peut-être, d'une anastomose entre l'arborisation 17 et un tronçon, dont l'insertion choriale serait en dehors de notre modèle? Le tronc ainsi renflé

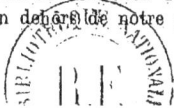

se divise en deux rameaux grêles, dont l'un se termine librement par un bourgeon syncytial; la surface du tronc est bosselée et présente trois tubérosités.

5° *Villosité n° 20.* — Elle se détache du chorion par un tronc mince, très court, qui se termine en une masse arrondie, et déformée par la présence de trois grosses protubérances. De cette masse naissent, par deux dichotomies opposées, quatre rameaux divergents. D'un côté : un des rameaux donne une longue excroissance latérale, syncytiale; l'autre se dichotomise à nouveau; ce même rameau présente à sa base une perforation qui paraît produite par un dédoublement local. De l'autre côté : un des rameaux est aplati, arqué, mais ne se divise pas; tandis que le second s'épaissit, se dédouble sur une partie de son trajet, puis se ressoude en un seul tronc. Par cette sorte d'anastomose, la base du rameau est percée d'un trou analogue à celui décrit ci-dessus; mais il est encore plus caractéristique.

6° *Villosité n° 22* (fig. 2). — Elle naît sous forme d'un gros tronc d'où s'élèvent deux proéminences et un rameau principal : ce rameau devient peu à peu aplati, puis il s'épaissit progressivement en se recourbant et lorsqu'il a atteint une épaisseur relativement considérable, il se ramifie en ombelle pour donner finalement naissance à cinq rameaux. Un de ceux-ci s'anastomose, d'une part, avec une villosité qui n'appartient pas à la même arborisation, et, d'autre part, il donne un court prolongement, dirigé en sens inverse, qui se termine par un bourgeon syncytial; c'est donc une villosité libre (à ce stade).

En résumé : la plupart des ramifications des six troncs villeux fixés au chorion sont trichotomiques ou dichotomiques. Il y a quatre trichotomies et six dichotomies. De plus, il y a quelques rameaux latéraux. Il existe aussi des ramifications plus complexes : par exemple, cinq rameaux naissant du même tronc, en forme d'ombelle.

Les villosités libres sont relativement peu nombreuses et terminées par un bourgeon syncytial.

Les *anastomoses* entre les divers rameaux du modèle sont assez différentes de forme et de nature :

a) Les unes sont dues à l'accolement latéral de deux rameaux plus ou moins parallèles et provenant d'un même tronc primaire; de sorte qu'il y a, en somme, dédoublement du tronc, puis fusion nouvelle et plus ou moins rapide, des deux parties. Ces anastomoses peuvent former des masses assez considérables simulant une sorte d'anneau irrégulier (Villosités n⁰ˢ 5 et 19).

b) Il peut y avoir aussi soudure par des sortes des proéminences latérales plus ou moins épaisses, dessinant de véritables ponts constitués par un axe mésodermique, souvent mince, revêtu d'épithélium.

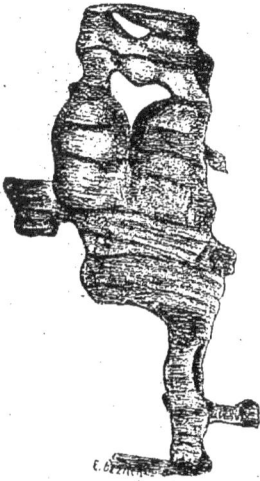

Fig. 1. — Villosité n° 4.

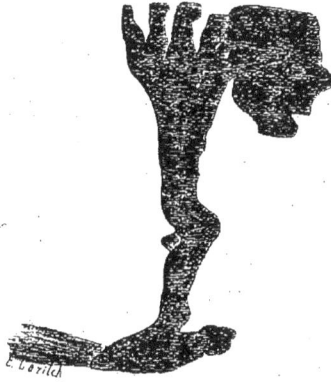

Fig. 2. — Villosité n° 22.

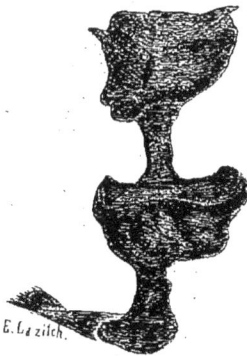

Fig. 3. — Villosité n° 24.

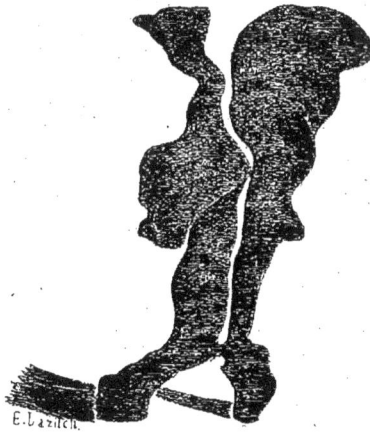

Fig. 4. — Villosité n° 16.

c) Enfin, il y a çà et là de fausses anastomoses : une villosité se met en connexion avec une autre par un tissu purement syncytial, de cette façon par exemple : les villosités n°s 2 et 3 se fixent à la base de la villosité 1 et, par conséquent, paraissent s'attacher indirectement au chorion en même temps que l'arbre villeux principal.

B) **Villosités ayant leur tronc d'implantation en dehors du modèle.** — La description des villosités dont les insertions sont présentes sur le fragment chorial reconstruit de notre modèle nous a démontré les principaux types des arborisations choriales.

L'étude des tronçons non insérés ne nous a pas apporté de faits nouveaux; elle n'a fait que confirmer ce que nous connaissons déjà, tout au plus en y ajoutant quelques petits détails secondaires.

Le *volume* de ces fragments villeux est variable : il en est de gros et de petits, d'épais et de grêles; nos différents dessins démontrent suffisamment leur aspect pour que nous n'insistions pas davantage sur leur taille (fig. 3 à 7).

Leur *direction* est couchée dans le même sens que celle des six arbres villeux décrits précédemment.

La *forme* de ces tronçons est tout aussi irrégulière. La comparaison de nos dessins suffit pour s'en convaincre.

Le maximum de variation paraît être réalisé par le tronçon villeux 24 (fig. 3) qui est constitué de deux masses énormes unies par deux pédicules très grêles. Les rameaux de la villosité n° 16 (fig. 4) montrent aussi une grande irrégularité, mais les transitions sont moins brusques. Les arborisations des villosités n°s 19 et 27 (fig. 5 et 6) sont digitées et ont de nombreux étranglements de leurs rameaux, ceux-ci sont recouverts d'un nombre considérable d'excroissances et de bosselures de toutes formes. La ramification n° 5 (fig. 7) est, au contraire, peut-être la plus régulière de tout le modèle; ses rameaux sont grêles et tordus en spirale, sauf un qui s'épaissit beaucoup, et cela d'une manière brusque.

Tous les autres tronçons et toutes les autres ramifications villeuses montrent les mêmes singularités de formes : celle-ci sont plus ou moins accentuées, mais il est superflu de multiplier les exemples.

Les *ramifications* desdits tronçons sont nombreuses; elles se groupent (comme celles de nos six troncs primaires) en plusieurs types dont le plus fréquent est le type dichotomique.

Sur les trente fragments de rameaux reconstruits sans leur tronc, nous avons trouvé trente-quatre ramifications, dont vingt-six dichotomiques, c'est-à-dire 75 % environ. Les divisions dichotomiques se font, en général, suivant un angle plus ou moins aigu; et les rameaux ont un trajet relativement parallèle : plus rarement les rameaux diver-

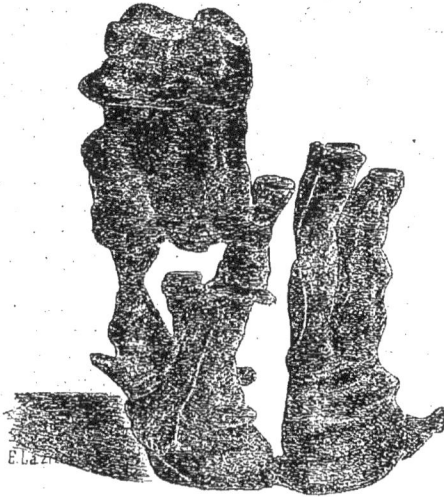

Fig. 5. — Villosité n° 19.

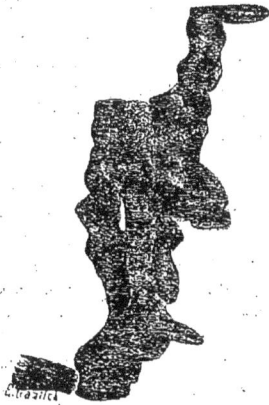

Fig. 6. — Villosité n° 27.

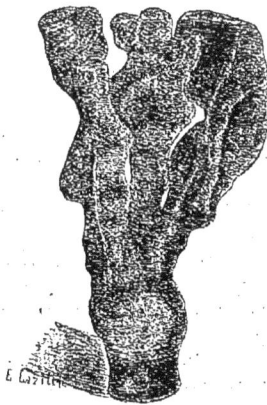

Fig. 7. — Villosité n° 5.

gent à environ 180° en prenant des directions inverses et opposées les unes aux autres (villosités 16, 19 et 27) (fig. 4, 5 et 6). Les trichotomies sont moins fréquentes; nous n'en avons trouvé que sept; nous donnons comme exemples : la villosité n° 27, qui en présente une, et la villosité n° 19, sur laquelle nous en constatons trois (fig, 5 et 6). En plus de ces ramifications habituelles, il y a quelques ramifications exceptionnelles dont une en forme de cyme végétale.

Les *anastomoses* sur les fragments villeux libres sont relativement nombreuses. On trouve les mêmes types que ceux décrits plus haut, à savoir : *a*) des anastomoses par soudure latérale de deux rameaux. Cette soudure est plus ou moins complète, de telle sorte que : tantôt, il n'y a plus qu'un seul tronc commun (villosité n° 19) (fig. 5); tantôt, il reste un vestige du sillon séparant les deux troncs soudés (villosité n° 5) (fig. 7); *b*) des anastomoses en anneau par dédoublement local et fusion nouvelle d'un même rameau (villosité n°s 5 et 27) (fig. 6 et 7); *c*) des anastomoses entre villosités plus ou moins distantes par l'intermédiaire d'un véritable pont villeux complet (villosité n°s 9 et 16) (fig. 4).

Les villosités à terminaison libre sont peu nombreuses. Ce sont des rameaux en général courts, quelquefois plus longs, et qui se terminent par un prolongement syncytial.

III

CONCLUSIONS

En somme, les constatations que nous pouvons faire sur notre modèle d'un fragment chorial nous permettent de nous prononcer sur les divergences existant entre les auteurs et nous conclurons en disant :

1° L'amincissement progressif des villosités qui résulterait de leur ramification, admis par la plupart des auteurs, ne paraît pas être le cas ordinaire, tout au moins au stade que nous avons reconstruit.

Nous insistons, avec LANGHANS et MINOT, plutôt sur l'irrégularité d'épaisseur des villosités, qui fait que souvent les branches sont plus grosses que le tronc.

Ces variations de volume peuvent être très brusques et donner ainsi une allure bizarre aux villosités choriales, dont la forme est encore rendue plus curieuse par les bosselures et les excroissances qui les recouvrent;

2° Le mode de ramification est aussi complexe. La dichotomie est le mode le plus fréquent, mais il n'est pas nécessairement le seul; nous avons trouvé un certain nombre de trichotomies et même des ramifications encore plus compliquées, telle que celle en ombelle; ce dernier mode est rare et nous n'en avons vu que deux exemples dans notre modèle.

En moyenne il y a :

    65-70 % de dichotomies;
    25-20 % de trichotomies;
    10 % de divisions plus compliquées.

En général, la ramification principale se fait à angle plus ou moins aigu, mais néanmoins les branches peuvent diverger jusqu'à 180°.

Les rameaux latéraux naissent aussi bien à angle aigu qu'à angle droit; il n'y a pas de règle générale.

3° Nous insistons tout particulièrement sur la présence de nombreuses *anastomoses*. Celles-ci, niées par GROSSER et par la plupart des auteurs, admises sans preuves bien évidentes par MINOT, ont été déjà vues par DEBEYRE.

Leur forme est variable; elles peuvent être le résultat du dédoublement local d'un même rameau ou de l'accolement de villosités plus ou moins éloignées.

4° Nous avons trouvé un certain nombre de rameaux libres terminés par un prolongement syncytial ou épithélial. Nous sommes donc d'accord sur leur existence avec la plupart des auteurs; mais leur nombre paraît bien petit.

La présence de quelques bourgeons libres, faisant saillie sur le chorion entre les pieds des villosités principales, parlerait, enfin, en faveur de la possibilité d'une intercalation, tout au moins restreinte, de villosités néoformées.

BIBLIOGRAPHIE

BROMAN (J.). — Normale und abnorme Entwickelung des Menschen. Wiesbaden. 1911, p. 75.

DEBEYRE (A.). — Description d'un embryon humain de 0ᵐᵐ 9. *Journ. de l'Anat. et Physiol. norm. et pathol.* XLVIIIᵉ année, 1912, n° 5. Septembre-octobre, p. 480.

D'ÉTERNOD (A.-C.-F.). — L'œuf humain. Implantation et gestation. Trophoderme et placenta. 1909, p. 24; p. 36.

FETZER. — Ueber ein durch Operation gewonnenes menschliches Ei, das in seiner Entwickelung etwa dem Peterschen Ei entspricht. *Verh. d. Anat. Gesellsch.* 24. Versaml. Brüssel, 1910, p. 116.

Grosser (O.). — Vergleichende Anatomie und Entwickelungsgeschichte der Eihäute und der Placenta. 1909, p. 99.

Grosser (O.). — Ein menschlicher Embryo mit Chordakanal. *Anat. Hefte.* Bd 47, H. 143. 1913, p. 653.

Jung (Ph.). — Beiträge zur frühesten Ei-Einbettung beim menschlichen Weibe. 1908, p. 38.

Keibel (J.) und Mall (J.-P.). — Handbuch der Entwickelungsgeschichte des Menschen. 1910, p. 142.

Kollmann (J.). — Lehrbuch der Entwickelungsgeschichte des Menschen. 1898, p. 154; p. 163.

Minot (Ch.-S.). — Lehrbuch der Entwickelungsgeschichte des Menschen. Deutsche Ausgabe. 1894, p. 29-33; p. 336; p. 382.

Peters (H.). — Ueber die Einbettung des menschlichen Eies u. das früheste bisher bekannte menschliche Placentationsstadium. 1899.

Schultze (O.). — Grundriss der Entwickelungsgeschichte des Menschen und der Säugethiere. 1897, p. 144; p. 165.

Strahl (H.) und Beneke (R.). — Ein junger menschlicher Embryo. Wiesbaden. 1900, p. 26.

Strahl (H.). — Die Embryonalhüllen der Säuger und die Placenta. In *Hertwigs Handb. der vergl. u. exper. Entwickel. der Wirbelth.* 1906. Bd I, V. 2. Kap. VIII, p. 330.

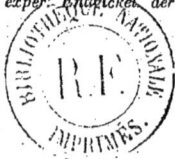

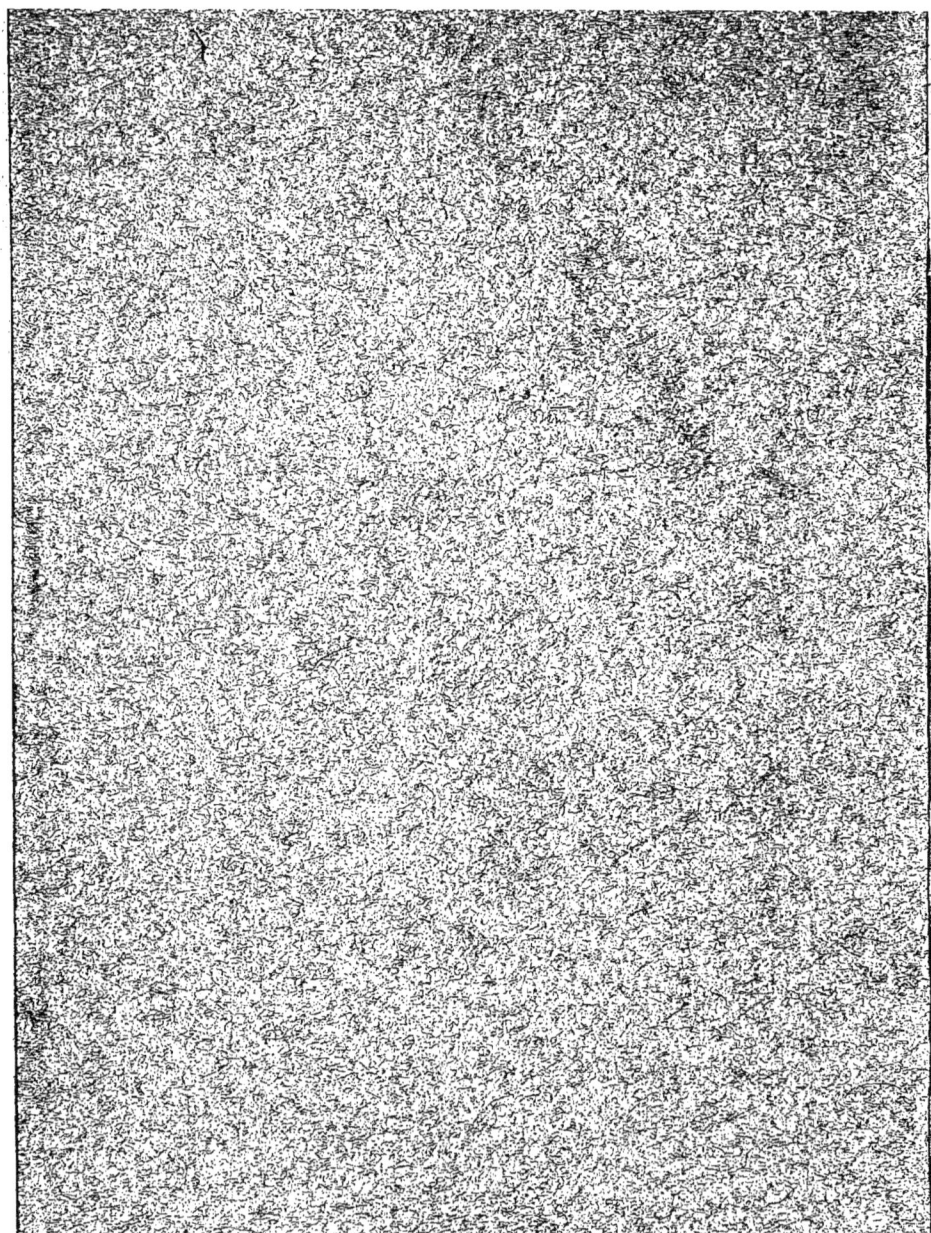

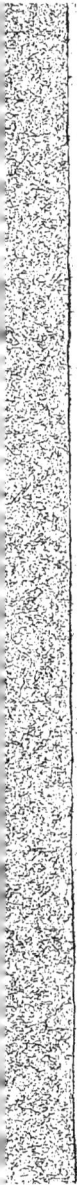

www.ingramcontent.com/pod-product-compliance
Lightning Source LLC
Chambersburg PA
CBHW070753220326
41520CB00053B/4336